ALBUM

DE

PHOTOGRAPHIES PATHOLOGIQUES

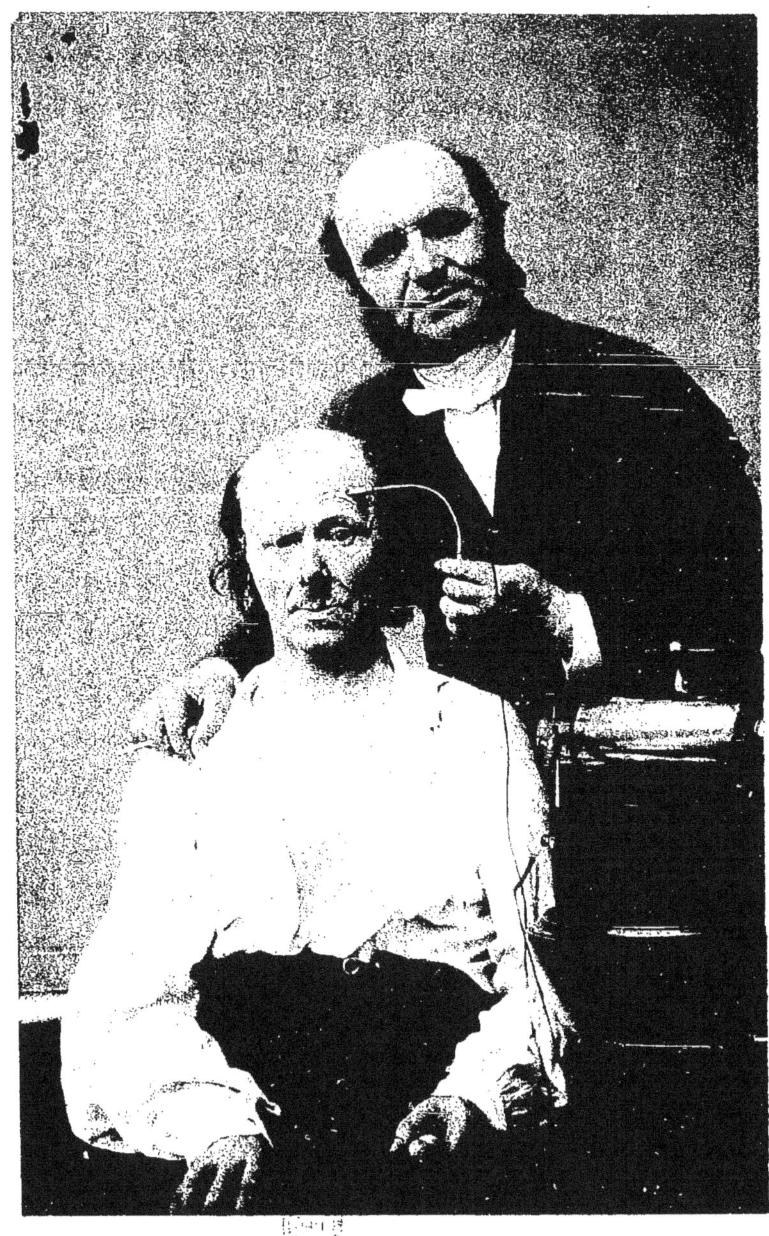

Faradisation du muscle frontal, par l'auteur.

ALBUM

DE

PHOTOGRAPHIES

PATHOLOGIQUES

COMPLÉMENTAIRE DU LIVRE

INTITULÉ

DE L'ÉLECTRISATION LOCALISÉE

PAR LE DOCTEUR

G.-B. DUCHENNE (de Boulogne)

Lauréat de l'Institut de France et de l'Académie de médecine (Prix Itard),
Lauréat du Concours Napoléon III sur l'électricité appliquée,
Membre titulaire de la Société de médecine de Paris,
Membre correspondant des Académies, Universités et Sociétés de médecine de Dresde, Florence, Gand, Genève,
Kieff, Leipzig, Madrid, Moscou, Naples, Rome, Saint-Pétersbourg, Stockholm, Vienne,
Wurtzbourg, etc.,
Chevalier de la Légion d'honneur.

PARIS

J.-B. BAILLIÈRE et FILS

LIBRAIRES DE L'ACADÉMIE IMPÉRIALE DE MÉDECINE

Rue Hautefeuille, 19.

LONDRES | **NEW-YORK**

HIPPOLYTE BAILLIÈRE, REGENT STREET, 219. | BAILLIÈRE BROTHERS, BROADWAY, 440.

Madrid, C. Bailly-Baillière, plaza del Principe Alfonso, 16.

1862

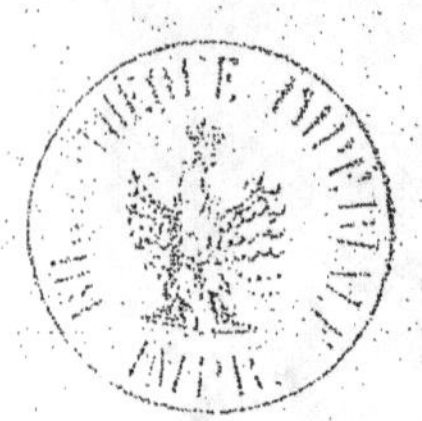

Paris. — Imprimerie de L. MARTINET, rue Mignon, 2.

AVERTISSEMENT.

J'ai exposé ailleurs l'étude d'un grand nombre d'affections musculaires (1).
Les meilleures descriptions ne sauraient donner une idée parfaitement
exacte de leur aspect, des déformations et des mouvements pathologiques
qu'elles occasionnent, tandis qu'il suffit d'avoir observé chez le malade ces
déformations, ces mouvements pathologiques, pour les reconnaître, avant
même de savoir par quelle maladie ils ont été produits. Et puis, combien la
vue du sujet vient en aide à la description de ces affections musculaires !
Existe-t-il, par exemple, une maladie aussi bizarre, dans sa forme extérieure,
que l'atrophie musculaire graisseuse progressive ? L'artiste le plus habile ne
saurait, par la gravure, rendre exactement les reliefs, le modelé capricieux
et infiniment varié, le *je ne sais quoi* enfin qui permet de diagnostiquer cette
espèce de maladie, pour ainsi dire à distance, pourvu qu'antérieurement on
l'ait vue une seule fois.

La photographie seule peut montrer la nature telle qu'on l'observe dans ces
espèces de manifestations pathologiques. Dès 1852, j'avais déjà eu l'idée de
représenter, à l'aide de ce merveilleux procédé, l'action propre des muscles
excités individuellement par l'électrisation localisée, et les troubles fonctionnels que l'on observe consécutivement aux affections musculaires, soit pendant
le repos, soit pendant les mouvements. Les essais des artistes auxquels je me
suis adressé ont été peu satisfaisants, malgré leur habileté incontestable,
parce que, dans ce genre de photographie, l'art consiste à mettre en relief le
phénomène physiologique ou pathologique sur lequel on veut attirer l'atten-
tion. Or, pour bien représenter ce phénomène, il faut le comprendre, et

(1) *De l'électrisation localisée et de son application à la pathologie et à la thérapeutique*, 2ᵉ édition,
entièrement refondue. Paris, 1861, in-8.

lorsqu'on le comprend, on doit étudier la manière de le mettre en saillie. Il est donc nécessaire que le photographe soit, dans ce cas, physiologiste et pathologiste. Ces raisons m'ont déterminé à apprendre et à étudier l'art de la photographie, au point de vue de son application à la physiologie et à la pathologie.

En quelques années je me suis composé une riche collection de photographies électro-physiologiques et pathologiques qui m'ont singulièrement aidé dans mes recherches, et parmi lesquelles j'ai fait un choix pour faire connaître les formes extérieures ou l'aspect de quelques-unes des affections musculaires que j'ai décrites dans mon livre, et principalement de l'atrophie musculaire graisseuse progressive.

Les photographies électro-physiologiques représentent la plupart des mouvements partiels de la face et des membres. J'en ai donné un spécimen dans la figure placée en tête de cet Album, où l'on me voit faradiser le muscle frontal, et dans la figure 7, où je fais contracter individuellement à gauche le deltoïde d'un membre sain, comparativement à l'élévation volontaire du membre supérieur du côté opposé, dont le grand dentelé est atrophié.

Cette espèce de photographie présente d'assez grandes difficultés, parce que les mouvements produits par l'expérimentation électro-physiologique sont de trop courte durée, et parce que les sujets affaiblis ou affectés dans leur musculature ne peuvent conserver l'immobilité nécessaire à la netteté de l'image photographique.

Il est des difformités qui apparaissent ou disparaissent seulement pendant certains mouvements. Souvent les malades exécutent difficilement ces mouvements ou ne peuvent conserver longtemps l'attitude pathologique que prennent alors leurs membres. Il m'a fallu saisir, pour ainsi dire, au vol par la photographie instantanée ces difformités et ces mouvements anormaux.

Si donc ces photographies, qui n'ont pas été retouchées, laissent quelquefois à désirer, quant à leur exécution, on voudra bien tenir compte des difficultés que je viens de signaler, et songer aux avantages qu'en pourra retirer l'iconographie scientifique. J'aurai montré la voie, et je ne désespère pas d'arriver un jour à une plus grande perfection.

Paris, 20 octobre 1864.

ALBUM

DE

PHOTOGRAPHIES PATHOLOGIQUES

PHOTOGRAPHIES PATHOLOGIQUES

Fig. 1.

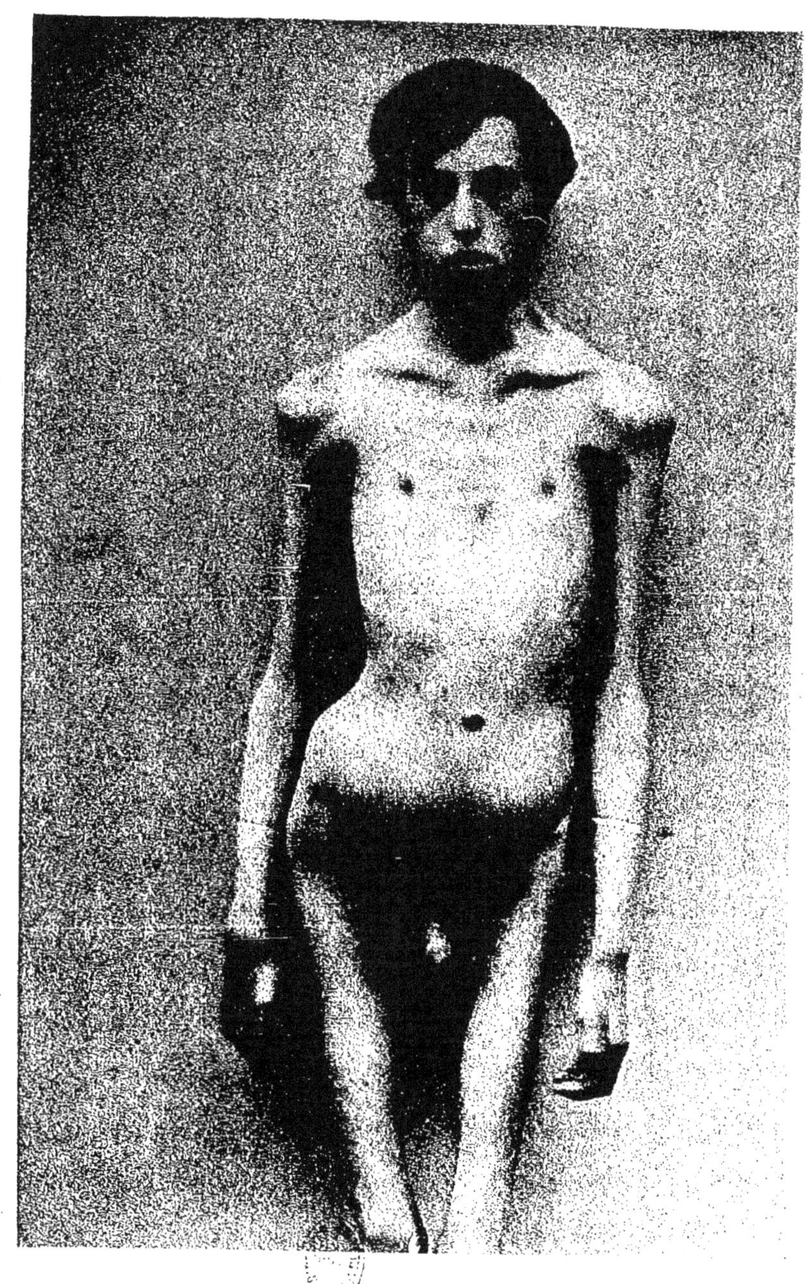

Phot. par le Dr DUCHENNE (de Boulogne).

Publié par J.-B. Baillière et Fils, à Paris.

FIGURES 1 ET 2.

Sujet vu de face et de dos, chez lequel, vers l'âge de sept ans, l'atrophie musculaire graisseuse progressive a débuté à la face, dont elle a détruit la plupart des muscles, et chez lequel, huit ans plus tard, reprenant sa marche progressive, cette affection a envahi progressivement les membres et le tronc, dont elle a altéré, à des degrés divers, un plus ou moins grand nombre de muscles (1).

L'individu représenté dans la figure 1 et 2 a été atteint, à l'âge de cinq ans, d'une affection intestinale qui dura assez longtemps et altéra profondément sa constitution. Son médecin a déclaré n'avoir pas observé de convulsions pendant sa maladie. Vers l'âge de sept ans, sa physionomie commença à perdre de son expression, et en même temps la motilité de sa face s'éteignit peu à peu ; toutefois il a toujours pu mouvoir ses yeux et ses paupières, rapprocher et écarter ses mâchoires. Aujourd'hui on ne voit plus obéir à l'excitation volontaire, expressive et électrique, que le frontal, l'orbiculaire des paupières, quelques faisceaux du grand zygomatique gauche et du buccinateur droit, le masséter droit, et encore ces muscles, à l'exception du dernier, n'agissent que faiblement. Ses traits sont dépourvus de toute expression. Sa face est amaigrie ; ses lèvres, épaisses, sont privées de tout mouvement, ce qui donne à l'articulation des mots un caractère spécial, mais que je ne saurais décrire.

Il n'est pas rare que l'atrophie musculaire graisseuse progressive atteigne les muscles de la face, à une période avancée de la maladie. J'ai observé ce phénomène pathologique chez quelques sujets dont le faciès et les troubles particuliers étaient semblables à ceux qui ont été notés chez notre malade. Il en a été question dans mon livre (p. 453, observ. CI, p. 478, observ. CIV). J'ai en effet cité deux cas d'atrophie musculaire graisseuse progressive, dans lesquels la maladie avait débuté vers l'âge de huit à dix ans par les muscles de la face. Les sujets de ces observations étaient frère et sœur. Chez le premier, âgé de douze ans, la maladie était déjà généralisée lorsqu'il me fut présenté. Les muscles de sa face s'étaient atrophiés progressivement et successivement. Son faciès était exactement semblable à celui du jeune homme représenté dans la figure 1. Chez sa sœur, l'atrophie de la face ne datait que de quelques mois ; elle y avait déjà détruit le grand zygomatique droit, dont l'action s'était affaiblie peu à peu, et plusieurs autres muscles s'étaient atrophiés en même temps du côté gauche de la face, entre autres le buccinateur, dont je ne retrouvai plus que quelques faisceaux. L'atrophie était limitée à cette région ; mais le père de ces enfants me déclara que c'était assurément pour lui la même maladie que celle de son fils, parce qu'elle avait débuté et marché de la même manière à la face.

Eh bien ! je ne doute pas que l'affection musculaire de la face du jeune homme dont j'expose ici la photographie n'ait été également le début de son atrophie musculaire graisseuse progressive, et non le produit de la paralysie de la 7e paire, car ce n'est pas ainsi que procède la paralysie de ce nerf. En effet, jamais dans cette dernière paralysie le masséter n'est atteint comme il l'a été chez notre malade. Est-il besoin d'en donner la raison anatomique, ou de rappeler que ce muscle est animé par la branche massétérienne de la 5e paire ? Et puis, la paralysie de la 7e paire est habituellement hémiplégique, et lorsque, dans des cas extrêmement rares, on le voit siéger des deux côtés, c'est après avoir lésé successivement les deux côtés. Or, d'après le dire de notre malade, la distorsion des traits n'aurait pas eu lieu primitivement d'un seul côté ; il se rappelle, par exemple, avoir perdu le mouvement des lèvres des deux côtés à la fois. Enfin, phénomène qui n'a pas lieu dans la lésion de la 7e paire, le mouvement de ses orbiculaires des paupières a toujours été conservé, ainsi qu'on l'observe encore aujourd'hui ; ce mouvement est seulement affaibli par le fait de l'atrophie de ces muscles.

Après être restée stationnaire à la face pendant quelques années, l'atrophie musculaire, reprenant en octobre 1856 (alors le sujet était âgé de quatorze ans) sa marche envahissante,

(1) J'ai pu photographier ce cas pathologique en 1860, grâce à l'obligeance de M. Hérard, qui m'avait engagé à l'observer dans son service de l'hôpital Lariboisière. Je l'ai pris de face, de dos et de côté. — Bien que la relation n'en ait pas été exposée dans mon livre *De l'électrisation localisée*, j'en donne ici la photographie vue de face et de dos, parce qu'elle rappelle l'aspect de plusieurs sujets atrophiques dont j'ai rapporté les observations et qu'il ne m'a pas été possible de photographier. Comme je n'ai pas suffisamment insisté sur l'espèce de début de l'atrophie musculaire graisseuse, dont ce sujet offre un des rares exemples, je vais exposer ce fait intéressant avec quelques détails.

(2) *Électrisation localisée*, fig. 59, 60, 61, 62, pages 450 et 451. (Voyez pour le mécanisme des troubles fonctionnels ou de l'attitude pathologique du pouce, le paragraphe intitulé : *Paralysie des muscles ou faisceaux musculaires producteurs de l'opposition du pouce.*

Fig. 2.

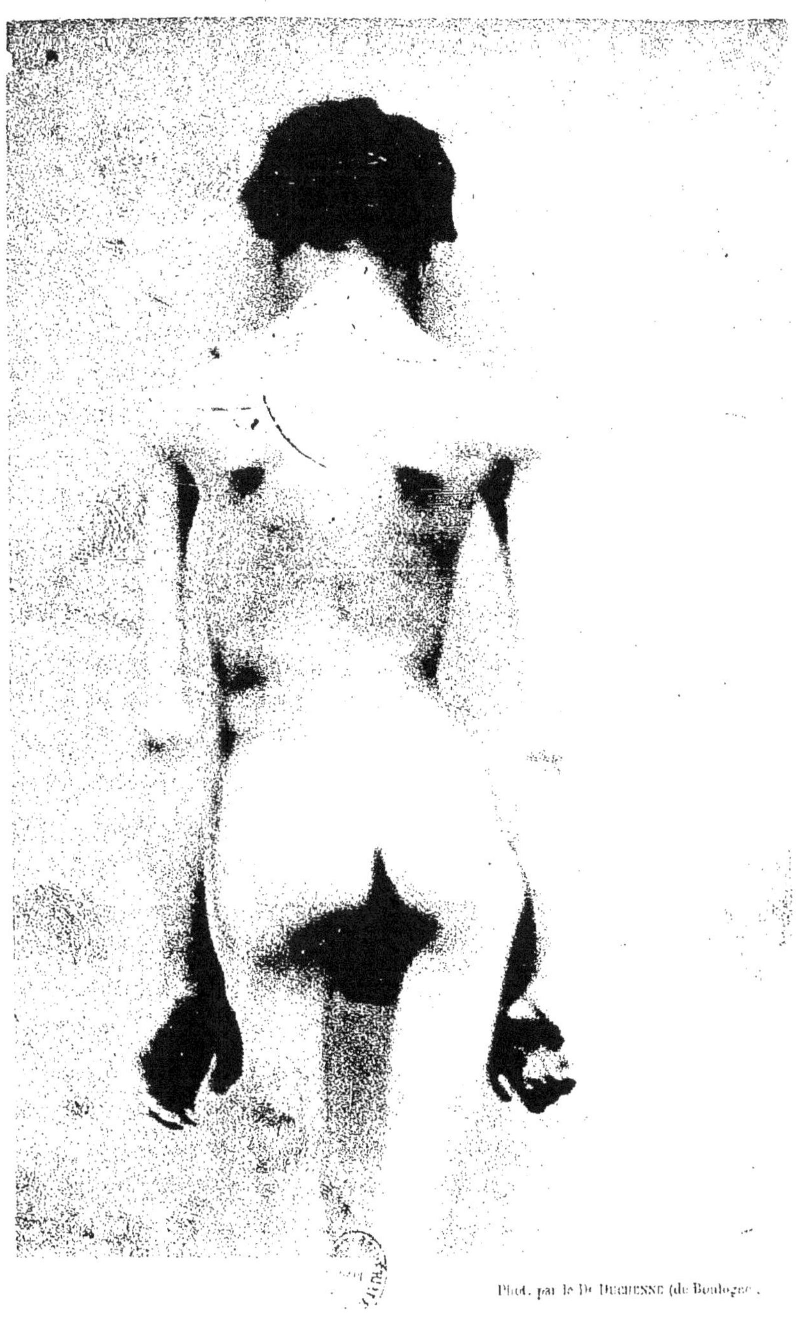

Phot. par le Dr DUCHENNE (de Boulogne).

Publié par J.-B. Baillière et Fils, à Paris.

a attaqué les muscles de l'éminence thénar de la main droite, qu'elle a détruits dans l'espace de quelques mois. Aujourd'hui, en 1860, l'exploration électrique n'y décèle pas la moindre trace des muscles qui concourent à l'opposition du pouce. Il en est résulté que le premier métatarsien, obéissant à la prédominance tonique du long extenseur du pouce, a été entraîné dans une extension exagérée et continue, comme on le voit dans la figure 1, en produisant une sorte de subluxation en arrière de cet os sur le trapèze.

J'ai fait dessiner et représenter dans mon livre, d'après des plâtres, les mains de plusieurs autres sujets dont les muscles de l'éminence thénar avaient été également détruits par l'atrophie. L'attitude vicieuse du premier métacarpien et l'affaiblissement de l'éminence thénar sont les signes diagnostiques de cette atrophie locale.

L'atrophie, abandonnant cette région, s'est ensuite portée, au commencement de 1857, sur la cuisse gauche, dont le sujet remarquait l'amaigrissement progressif, et bientôt les mouvements de flexion de la cuisse sur le bassin se sont affaiblis en raison directe du degré d'atrophie. En 1860, j'ai constaté que l'excitation électrique ne provoquait plus de contraction appréciable des extenseurs de la jambe sur la cuisse. On voit, en effet, dans les figures 1 et 2 que la cuisse gauche est considérablement atrophiée.

Vers le milieu de 1858, le bras gauche s'amaigrit et bientôt (un ou deux mois après) la flexion de l'avant-bras sur ce bras devint de plus en plus difficile. Plus tard (quelques mois après), le bras gauche s'atrophia de la même manière, et de ce côté le mouvement de flexion de l'avant-bras sur le bras s'affaiblit en proportion de l'atrophie. A la fin de 1859, ce mouvement de flexion était à peu près aboli des deux côtés, et le sujet ne pouvait plus le faire qu'en plaçant préalablement la main dans la pronation (à l'aide des muscles qui s'attachent à l'épitrochlée). Aujourd'hui, on ne retrouve, par l'exploration électrique, ni le biceps, ni le brachial antérieur, ni le long supinateur (qui est, on le sait, fléchisseur pronateur) ; le triceps brachial (extenseur de l'avant-bras sur le bras) possède encore quelques faisceaux contractiles. Les figures 1 et 2 montrent que les bras sont arrivés aux dernières limites de l'atrophie, ce qui contraste avec les avant-bras, dont les muscles sont encore assez développés.

En même temps que les bras et les épaules s'amaigrissaient et que l'élévation des bras sur l'épaule devenait de plus en plus difficile, principalement à gauche, l'omoplate s'écartait du tronc pendant l'exécution de ce mouvement. Plus tard, les mêmes troubles fonctionnels se sont montrés du côté gauche. Ce mouvement pathologique du scapulum, signe pathognomonique du défaut d'action des grands dentelés, ce mouvement pathologique, dis-je, dont j'ai exposé le mécanisme (1), ne peut être produit aujourd'hui, parce que l'atrophie des deltoïdes étant arrivée à ses dernières limites, comme on le voit dans les figures 1 et 2, l'élévation du bras n'est plus possible. Phénomène étrange qui caractérise cette maladie ! Dans le voisinage de ces muscles ruinés par l'atrophie, les muscles de la fosse sous-épineuse sont restés intacts. On voit leur relief dans la figure 2.

Après ceux des bras et des épaules, l'atrophie a atteint, en 1859, les muscles de l'éminence thénar de la main gauche, où l'on retrouvait encore, en 1860, quelques faisceaux opposants du pouce obéissant à la volonté et à l'excitation électrique. Aussi voit-on dans la figure 1, que le premier métacarpien du côté gauche est déjà entraîné dans l'extension, mais d'une manière moins prononcée que du côté droit. Non-seulement les grands dentelés ont disparu, mais un grand nombre des muscles du tronc, ceux qui en constituent, pour ainsi dire, l'écorce musculaire, sont atrophiés à des degrés divers. En effet, les grands pectoraux, les grands dorsaux, les trapèzes, n'y possèdent plus que quelques faisceaux contractiles ; les muscles de l'abdomen, les carrés lombaires et les sacro-spinaux sont beaucoup plus atrophiés à droite qu'à gauche. Il en est résulté que le tronc est infléchi à droite et que le flanc droit est creux, tandis que celui du côté gauche est convexe ; en outre, lorsque le sujet, couché sur le dos, veut se redresser, la contraction des parois abdominales n'a lieu énergiquement que du côté gauche, vers lequel le corps s'incline.

On remarque enfin dans la figure 2 que les bords spinaux des omoplates ont une direction très oblique de bas en haut et de dedans en dehors ; ce qui dépend de l'atrophie des trapèzes, et surtout des portions acromiale et claviculaire. Il en résulte que les angulaires de l'omoplate, qui sont encore très développés, élèvent ces os par leur angle interne et les suspendent comme un triangle par son sommet. Quelques faisceaux non atrophiés de la portion adductrice du trapèze droit maintiennent l'omoplate droite plus rapprochée de la ligne médiane que celle du côté opposé.

Tel a été le début exceptionnel (à la face) de cette atrophie ; telle a été sa marche capricieuse et irrégulière ; tel est enfin son état actuel. On peut la diagnostiquer rien qu'à son aspect représenté dans les figures 1 et 2.

(1) *Loc. cit.*, p. 195.

PHOTOGRAPHIES PATHOLOGIQUES

Fig. 3.

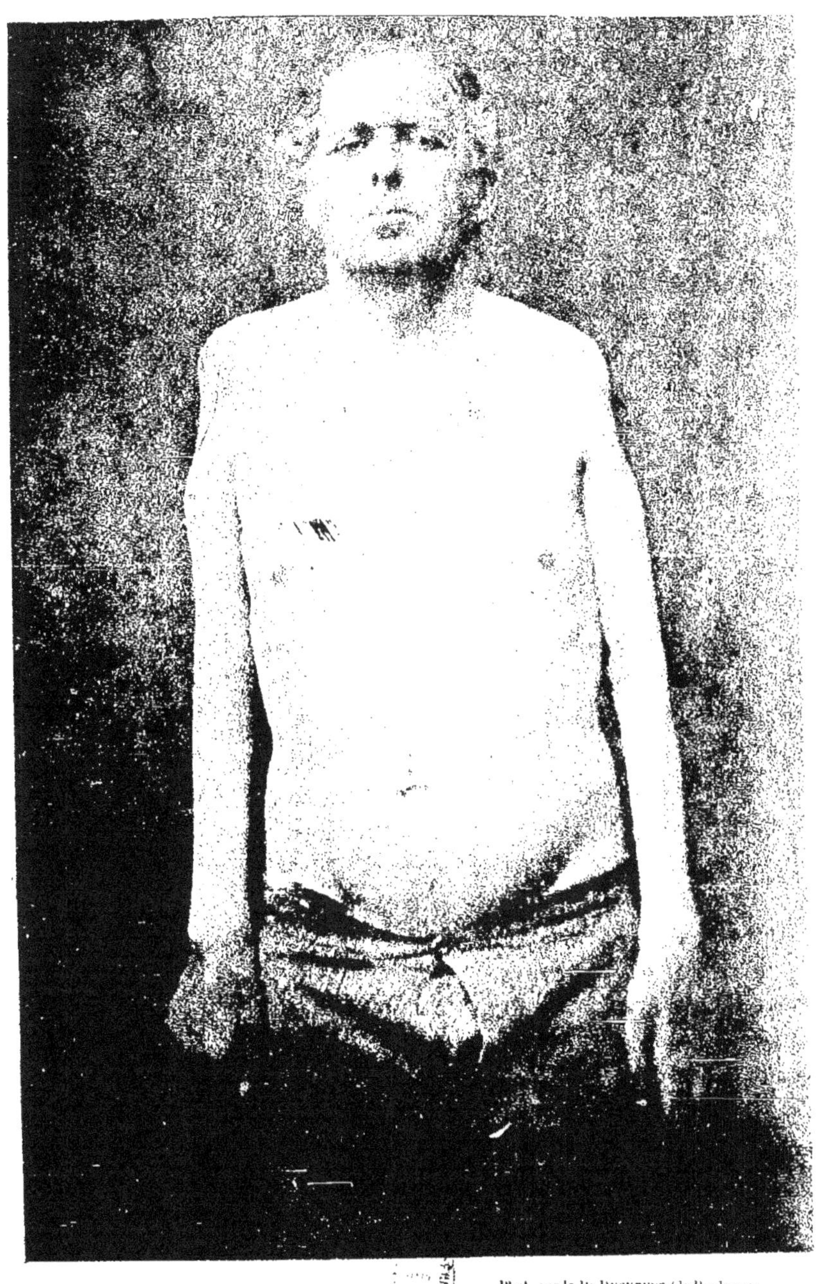

Phot. par le Dr DUCHENNE (de Boulogne).

Publié par J.-B. Baillière et Fils, à Paris.

FIGURE 3.

*Sujet âgé de quarante-deux ans, commis dans une étude de notaire, chez lequel l'atrophie mus-
culaire graisseuse progressive détruisit presque entièrement, sans cause connue, les muscles
des membres supérieurs, les grands dentelés, les trapèzes, les rhomboïdes, les grands dorsaux et les extenseurs de la tête (1).*

Chez ce malade, l'atrophie musculaire graisseuse s'est présentée sous sa forme habituelle,
c'est-à-dire qu'elle a attaqué primitivement les muscles de l'éminence thénar et les interos-
seux qu'elle a détruits successivement de chaque côté ; ensuite elle a atteint progressivement
les muscles des membres supérieurs, du tronc et des jambes dans l'ordre indiqué ci-dessus.

Dès 1856, époque à laquelle j'ai photographié ce sujet, jusqu'en 1860, la maladie est
restée stationnaire ; heureusement, car suivant la marche qu'elle suit d'ordinaire, elle devrait
maintenant atteindre les muscles qui président à la respiration et à la déglutition. Cet arrêt
dans la progression de l'atrophie graisseuse peut être attribué à la faradisation musculaire
qui a été fréquemment appliquée pendant son séjour dans les différents hôpitaux où j'ai suivi
ce malheureux.

La photographie représente exactement l'aspect de la maladie à sa période presque ultime.
On voit que les membres supérieurs sont littéralement réduits à l'état de squelette. On y
trouve encore quelques faisceaux musculaires obéissant à la volonté et à l'excitation électrique ;
toutefois ces contractions sont trop faibles et trop partielles pour servir aux mouvements
fonctionnels, qui, du reste, sont complétement abolis.

La face antérieure du thorax ne paraît pas décharnée comme les membres, et l'on ne se
douterait pas, sans l'exploration électro-musculaire, que les pectoraux ont entièrement disparu. — J'ai vu chez plusieurs sujets l'obésité apparaître pendant le développement de l'atrophie musculaire. Cette obésité masquait tellement l'atrophie, qu'elle avait été méconnue,
alors même qu'elle était arrivée à ses dernières limites. J'en ai rapporté un exemple remar-
quable ; j'ai fait dessiner ce cas pathologique d'après les deux photographies (2).

On voit que dans la station debout, la tête est légèrement renversée en arrière ; lorsqu'elle
est penchée en avant, elle tombe sur la poitrine par le fait de ses muscles extenseurs, et ne
peut être redressée. C'est pourquoi, dans la station debout ou assise, le malade la renverse
de manière à en confier le poids aux fléchisseurs moins atrophiés et encore assez forts pour
remplir cette fonction.

Enfin, dans la station debout, le tronc s'incline également un peu en arrière ; c'est un signe
de commencement d'atrophie des sacro-spinaux. On verra cette attitude pathologique du tronc
plus prononcée dans la figure 9, parce que chez le sujet qui y est représenté, l'atrophie des
sacro-spinaux était beaucoup plus considérable.

---

(1) Il a été question de ce fait à la page 468 du *Traité de l'électrisation localisée*, et j'ai fait dessiner le sujet vu de
face et de dos, d'après mes photographies (voy. les fig. 79 et 80).

(2) *Loc. cit.*, page 465, obs. CII, fig. 76, 77 et 78. Les photographies sont des positifs sur verre, c'est pourquoi je ne
puis les placer dans cet album.

Fig. 4.

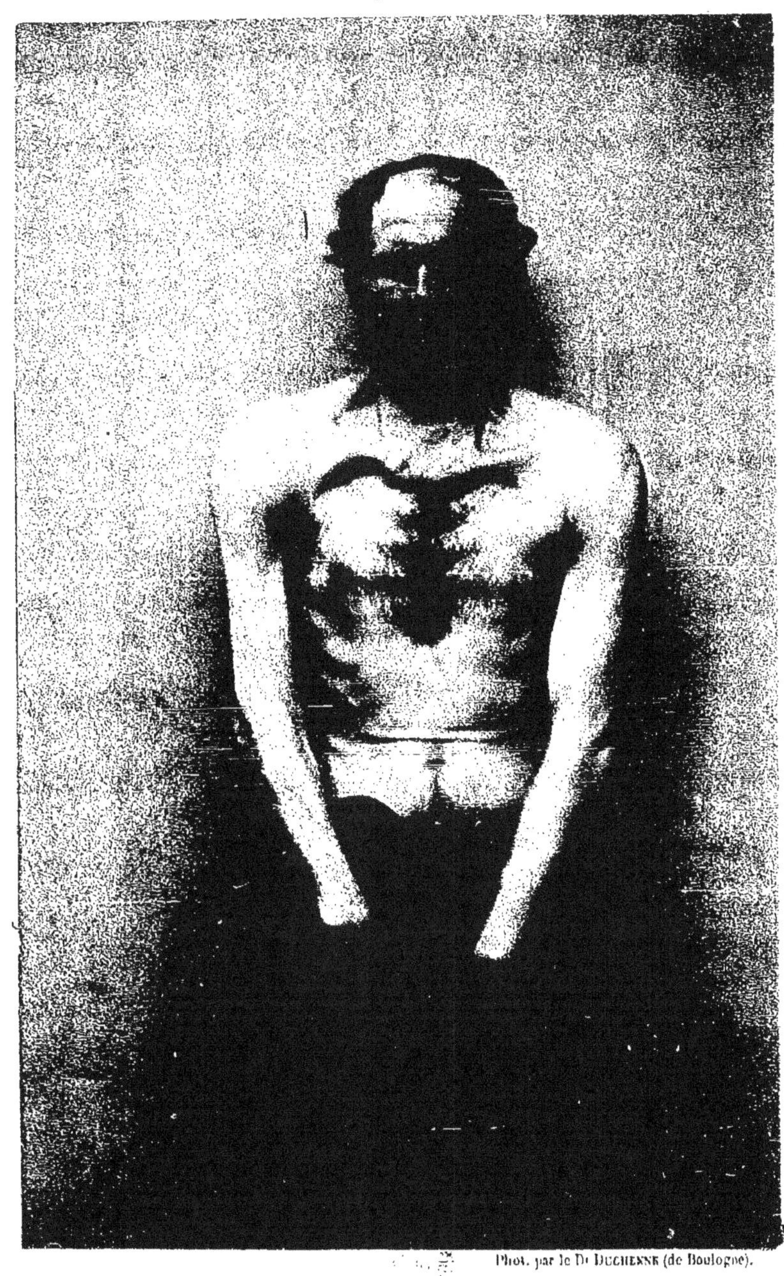

Phot. par le Dr DUCHENNE (de Boulogne).

Publié par J.-B. Baillière et Fils, à Paris.

FIGURE 4.

Sujet dont les pectoraux sont presque entièrement détruits par l'atrophie musculaire graisseuse progressive, et auquel j'ai fait porter les épaules en avant afin de rendre cette lésion musculaire plus évidente. L'atrophie a aussi profondément altéré les fléchisseurs de l'avant-bras sur le bras (1).

A l'état normal, le mouvement des épaules d'arrière en avant est exécuté par le grand dentelé et par les pectoraux ; ceux-ci, pendant ce mouvement, se gonflent et font un relief considérable. Mais si les pectoraux viennent à s'atrophier, au lieu de ce relief, il se forme, au niveau de la place qu'ils occupent, un creux dans lequel on voit les espaces intercostaux se prolonger en dehors. C'est ce que j'ai voulu représenter chez le sujet de la figure 4, dont les pectoraux sont atrophiés. On distingue les reliefs du petit pectoral gauche et un peu de la portion claviculaire droite du grand pectoral, faisceaux musculaires non encore détruits.

(1) J'ai exposé le résumé de son observation (*loc. cit.*, page 457, fig. 69 et 70).

Fig. 5

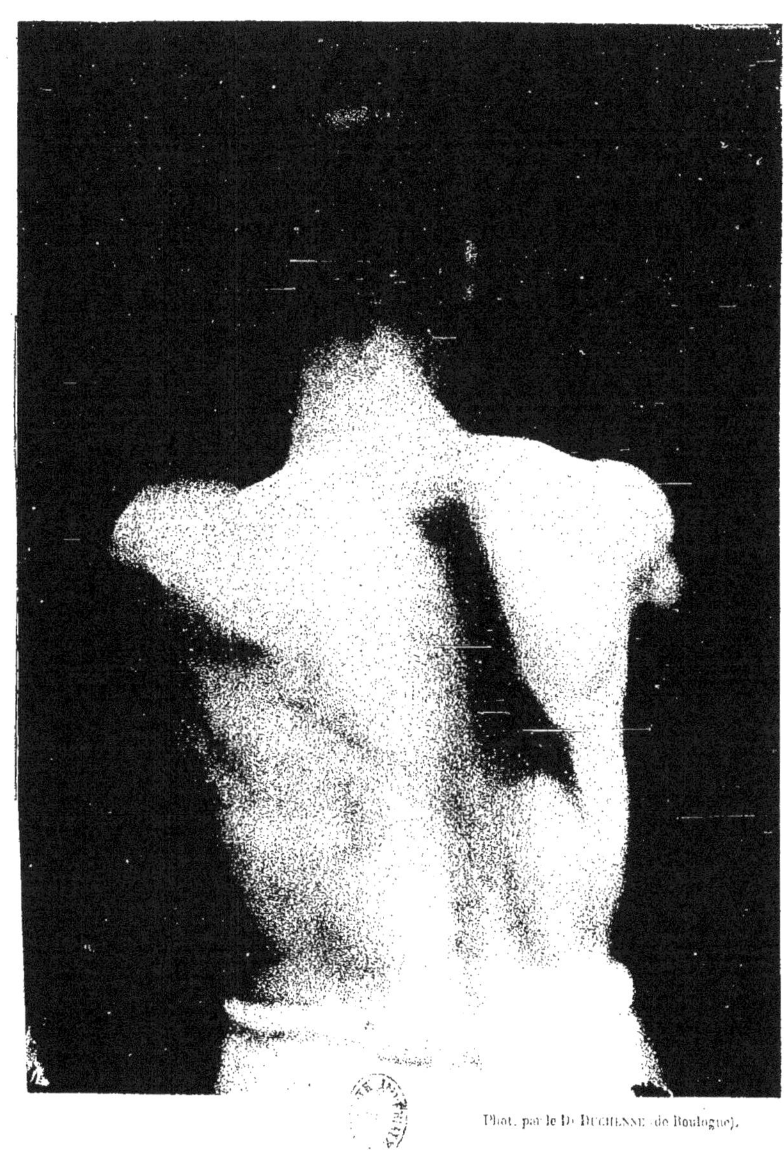

Phot. par le Dr DUCHENNE (de Boulogne).

Publié par J.-B. Baillière et Fils, à Paris

FIGURE 5.

Chez ce sujet, dont le grand dentelé droit est atrophié, l'on voit du côté malade, au moment où le membre supérieur est écarté du tronc en avant ou en dehors, le bord spinal de l'omoplate s'écarter du tronc, son angle inférieur se rapprocher de la ligne médiane, et son angle externe s'abaisser; tandis que du côté sain l'omoplate exécute son mouvement normal pendant l'élévation du bras.

L'atrophie musculaire graisseuse progressive débute rarement par le grand dentelé, comme dans le cas présent. La connaissance de l'espèce morbide qui a produit cette lésion locale eût été impossible, si l'atrophie partielle des muscles de l'éminence thénar n'était venue plus tard la caractériser.

PHOTOGRAPHIES PATHOLOGIQUES

Fig. 6.

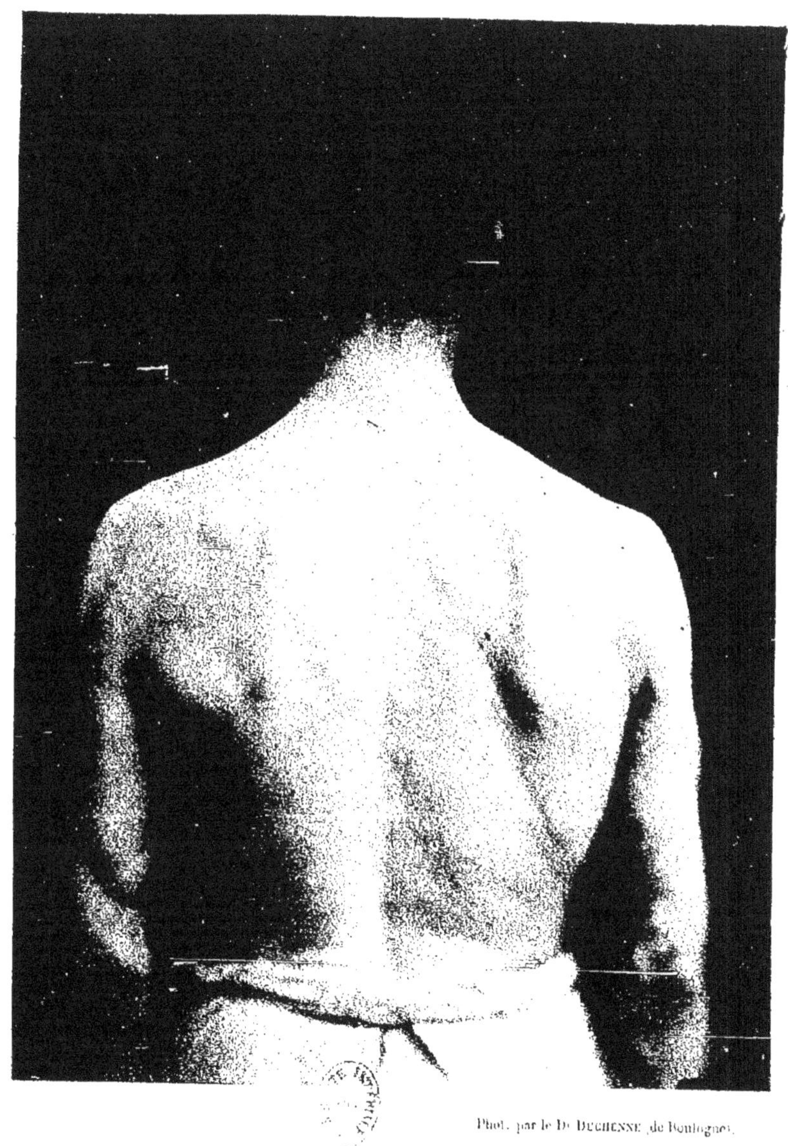

Phot. par le Dr DUCHENNE de Boulogne.

Publié par J.-B. Baillière et Fils, à Paris.

FIGURE 6.

On constate que chez ce sujet rien ne décèle l'atrophie de son grand dentelé droit, lorsqu'il
laisse tomber son membre supérieur droit le long du tronc, tandis que dans la figure précédente on a vu l'élévation de ce membre donner au scapulum de ce même côté une attitude
vicieuse.

On remarque dans la figure 6 que le bord spinal de l'omoplate droite est plus éloigné du
tronc que du côté opposé, et que le bord inférieur du rhomboïde fait relief sous la peau : c'est
le signe de l'atrophie de la moitié inférieure du trapèze droit.

PHOTOGRAPHIES PATHOLOGIQUES

Fig 7

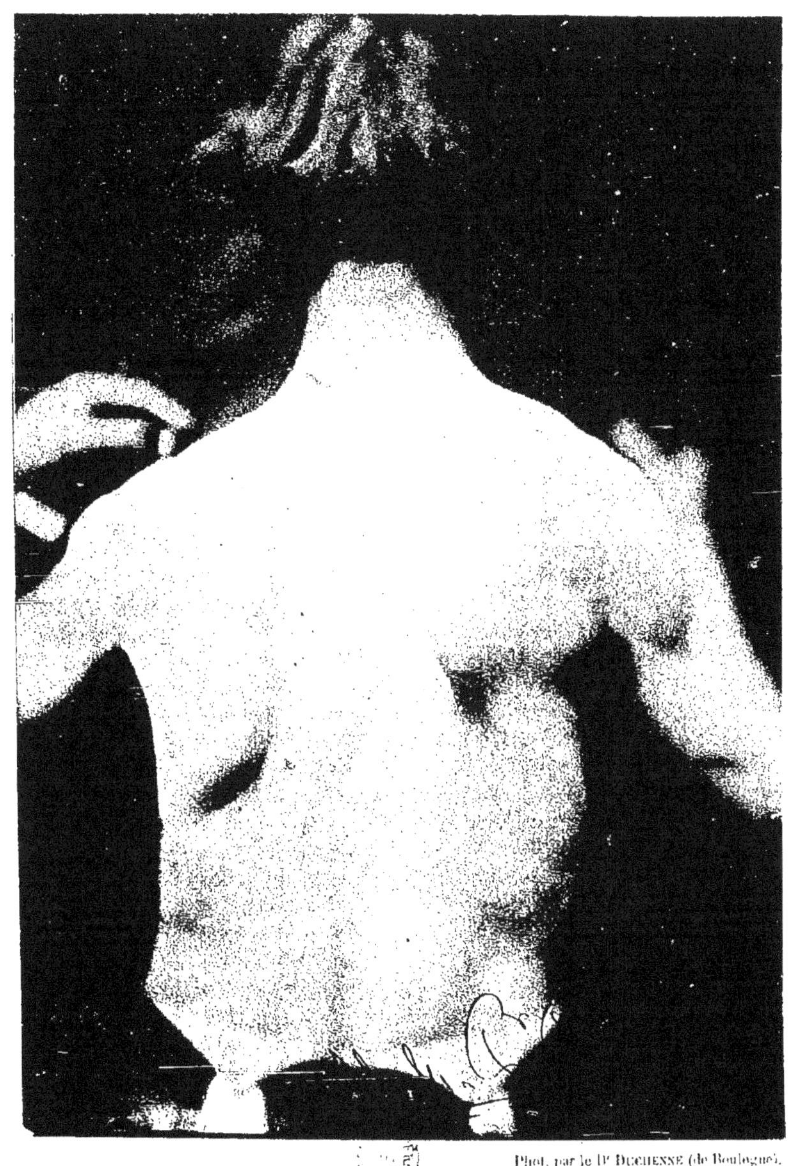

Publié par J.-B. Baillière et Fils, à Paris.

FIGURE 7.

Chez ce sujet, comme dans le cas précédent, l'atrophie a détruit isolément le grand dentelé droit ; aussi voit-on se manifester les signes pathognomoniques de cette lésion partielle, dès qu'il écarte son bras droit du tronc. — Du côté opposé où les muscles sont sains, j'ai provoqué la contraction de son deltoïde à l'aide de la faradisation, pendant que son bras gauche était au repos, tombant sur le côté du tronc ; alors ce membre s'est élevé sur le scapulum, dont le bord spinal s'est éloigné du thorax. (Voyez le côté gauche de la figure 7.)

Cette expérience électro-physiologique faite sur le membre supérieur gauche met en lumière le mécanisme de la déformation de l'épaule, occasionnée pendant l'élévation du bras par l'atrophie du grand dentelé ; elle montre en effet que cette déformation est due à l'action isolée du deltoïde, et que pour produire alors normalement le mouvement de l'humérus et de son scapulum, il manque seulement l'action synergique du grand dentelé qui fixe le bord spinal de cet os contre le thorax, et lui imprime en même temps un mouvement de bascule, en vertu duquel l'angle inférieur est porté en dehors et en avant. Pour en avoir la preuve, j'ai fait contracter son grand dentelé du côté gauche en même temps que son deltoïde, et à l'instant le bord spinal de son scapulum s'est appliqué fortement contre le thorax, et l'élévation du bras s'est accomplie normalement, comme sous l'influence de sa volonté.

Fig. 8.

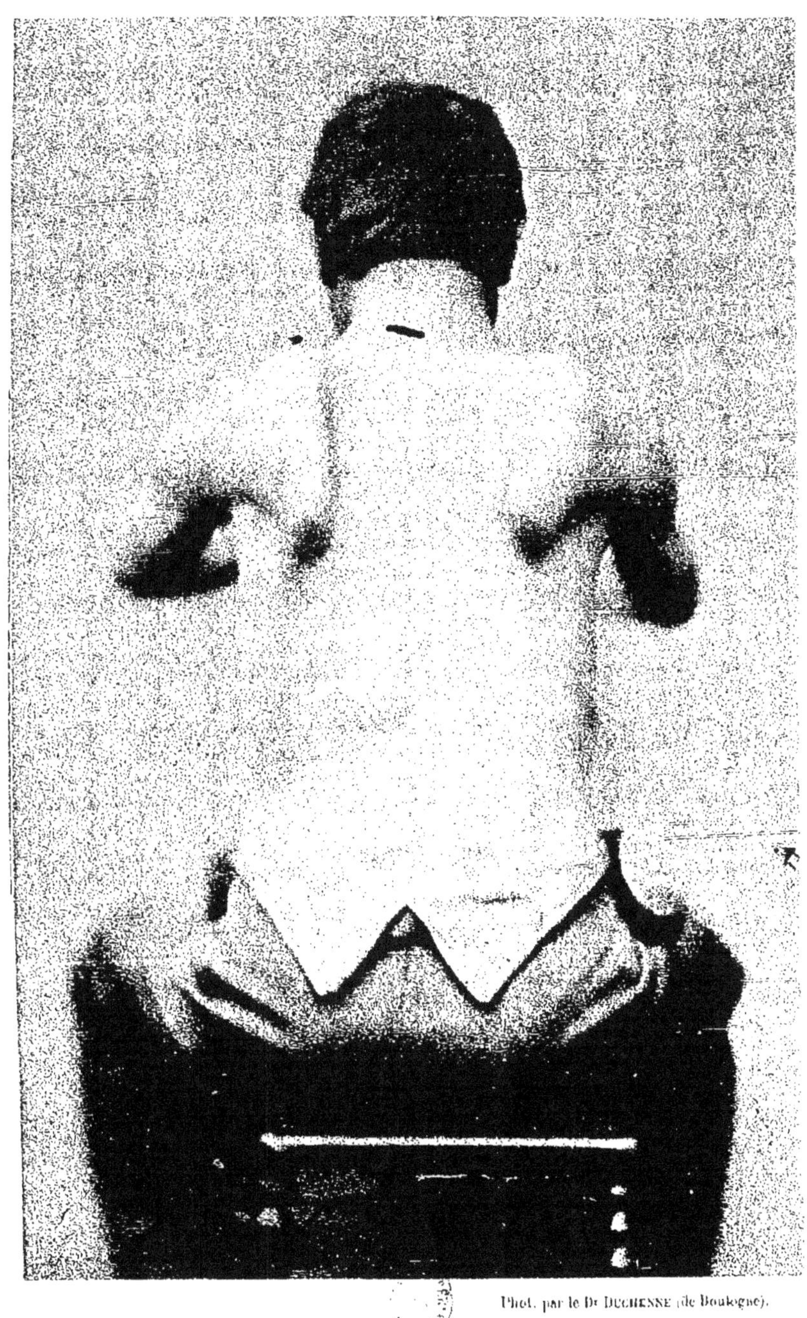

Phot. par le Dr DUCHENNE (de Boulogne).

Publié par J.-B. Baillière et Fils, à Paris.

FIGURE 8.

Attitude des omoplates, chez un sujet dont les deux grands dentelés sont atrophiés, pendant que ses bras sont portés dans l'élévation en avant (1).

Dans ce cas, l'atrophie musculaire graisseuse progressive a débuté, à l'âge de seize ans, sans cause connue, par les fléchisseurs de la cuisse sur le bassin, et a envahi ensuite, dans l'ordre suivant, les sacro-spinaux, les fléchisseurs de l'avant-bras sur le bras, les grands dentelés, les trapèzes et les grands dorsaux.

Chez cet individu, dont les deux grands dentelés sont atrophiés, l'élévation des bras produit l'écartement du bord spinal des omoplates, comme on l'a observé du côté droit dans la figure précédente, en leur donnant la forme d'ailes.

Un des points les plus importants de ce cas particulier, c'est le début de la maladie par les membres inférieurs (par les fléchisseurs de la cuisse sur le bassin). Aussi avait-on diagnostiqué une paraplégie par lésion de la partie inférieure de la moelle, comme l'indiquent les cicatrices de cautères appliqués au niveau de cette région.

(1) Ce fait n'a pas été relaté dans le livre.

Fig. 9.

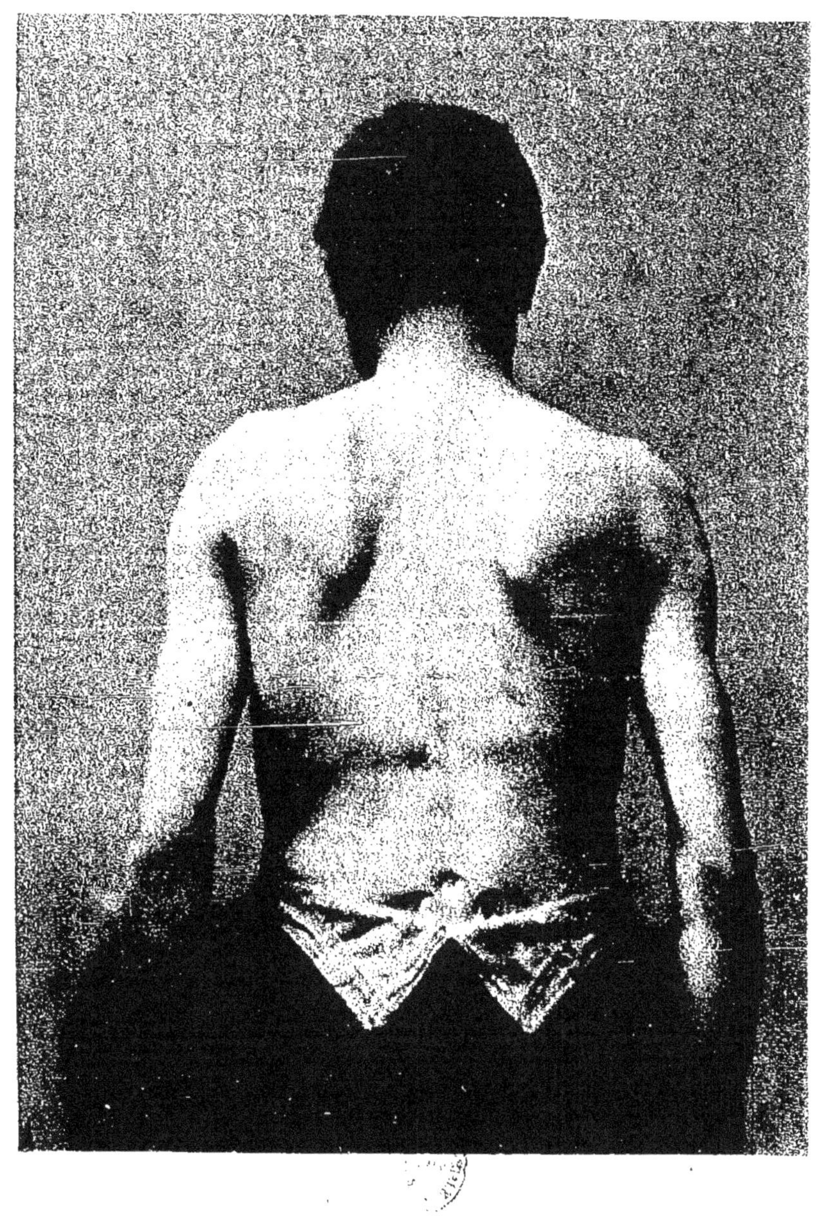

Phot. par le Dr DUCHENNE (de Boulogne).

Publié par J.-B. Baillière et Fils, à Paris.

FIGURE 9.

Attitude des omoplates, chez le sujet représenté dans la figure 8, pendant que ses bras tombent de chaque côté du tronc.

Le signe pathognomonique de l'atrophie des grands dentelés (l'écartement des omoplates en forme d'ailes), signe qui dans la figure 8 s'était montré pendant l'élévation des bras, a disparu à l'instant où le sujet a laissé tomber ses membres supérieurs.

En outre on voit, pendant cette attitude de repos, le relief des rhomboïdes apparaître dans l'intervalle compris entre les omoplates, ce qui annonce que le tiers inférieur des trapèzes est atrophié ; on ne le retrouve plus, en effet, par l'exploration électrique ; de plus, l'espace compris entre le bord spinal des omoplates et la ligne médiane est agrandi : c'est un signe de l'atrophie de la portion adductrice des trapèzes. Le parallélisme de l'épine des omoplates et de la colonne vertébrale démontre que la portion acromiale des trapèzes n'est pas atrophiée comme dans la figure 2, où l'intégrité de l'angulaire des omoplates, coexistant avec l'entière destruction du trapèze et du grand dentelé, a occasionné un mouvement de bascule de l'omoplate en vertu duquel son bord spinal est devenu oblique de bas en haut et de dedans en dehors.

Fig. 10.

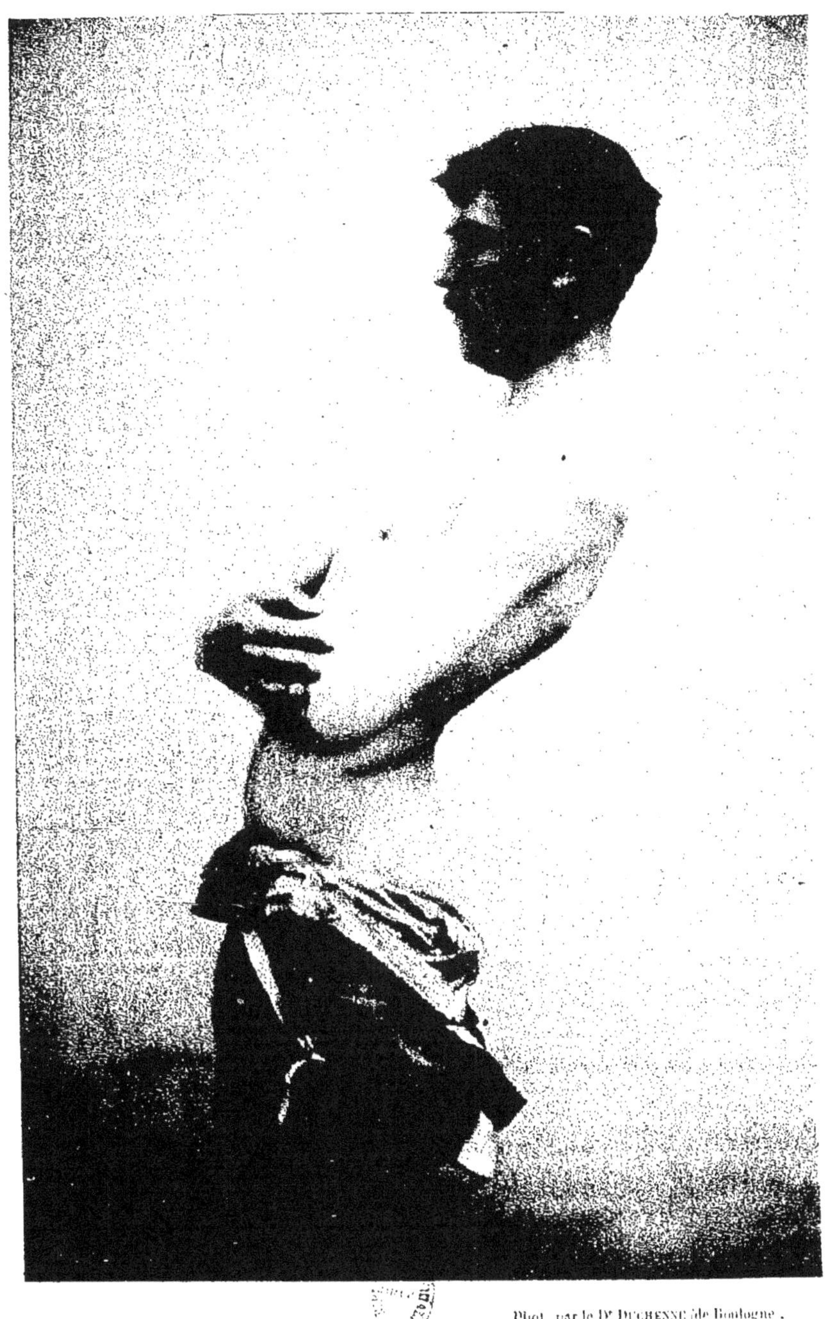

Phot. par le Dr DUCHENNE (de Boulogne).

Publié par J.-B. Baillière et Fils, à Paris.

FIGURE 10.

L'atrophie des sacro-spinaux était caractérisée, chez ce sujet, par un enfoncement considérable des gouttières vertébrales, par l'impossibilité de se redresser lorsque le corps était penché en avant, enfin par la faiblesse des contractions musculaires sous l'influence de la faradisation pratiquée au niveau des gouttières vertébrales. Le tronc, pendant la station debout, prenait l'attitude représentée dans la figure 10, et il était tellement incliné en arrière, que la ligne de gravité, au lieu de tomber sur la base de sustentation, passait 6 à 8 centimètres en arrière du sacrum. Le tronc faisait une chute en avant sans que le sujet pût s'y opposer ou se redresser, lorsque l'on cherchait à ramener son tronc dans une direction plus verticale. Il lui suffisait même de porter les bras un peu en avant pour entraîner le corps dans le même sens. J'ai observé ce renversement instinctif du corps en arrière toutes les fois que les sacro-spinaux étaient atrophiés, et il se produisait toujours en raison directe du degré de l'atrophie. J'en vais rappeler le mécanisme : pendant la station debout, le tronc se maintient dans sa rectitude et dans la ligne de gravité, à l'aide de forces musculaires antagonistes qui, pour cela, doivent pouvoir s'équilibrer mutuellement. Par le fait de la faiblesse ou du défaut d'action des sacro-spinaux, le tronc, placé verticalement, est irrésistiblement entraîné en avant. C'est afin d'éviter cette chute du corps en avant, que le sujet dont les sacro-spinaux sont atrophiés se renverse instinctivement de manière à porter, comme dans la figure 10, la ligne de gravité d'autant plus en arrière du sacrum, que l'atrophie est plus avancée, confiant ainsi tout le poids du corps aux muscles du plan antérieur du tronc (aux muscles de l'abdomen). Cette direction du tronc oblique d'avant en arrière et de bas en haut nécessite un mouvement en sens contraire de la portion cervicale, mouvement qui ramène la tête vers le centre de gravité.

On conçoit que le même phénomène doive se produire, mais en sens inverse, lorsque, au contraire, les muscles de l'abdomen viennent à s'atrophier. Je regrette de n'avoir pu obtenir la photographie d'aucun des cas analogues à celui dont il est ici question. Je l'aurais placée ici comparativement à côté de la précédente. Mais j'ai fait dessiner l'un d'eux, d'après le plâtre de la partie postérieure du tronc, et j'en ai exposé la figure avec l'observation et l'explication du mécanisme de l'attitude pathologique du tronc qui est propre à cette atrophie des muscles de l'abdomen (2).

On voit que, dans la figure 66 du livre, la ligne de gravité tombe en avant du sacrum, tandis que dans l'autre (fig. 10), elle passe en arrière de celui ci. Dans les deux cas aussi, il existe une ensellure (lordose de la colonne vertébrale), mais dans la figure 10 la courbure vertébrale a lieu brusquement et angulairement au niveau de la région lombaire. Voici comment se développe cette ensellure angulaire : consécutivement à l'atrophie de ses sacro-spinaux, le sujet infléchit instinctivement en arrière le tronc sur la cuisse, mais en raison des conditions anatomiques de l'articulation coxo-fémorale, ce mouvement est très limité ; alors le sujet ne peut arriver à s'équilibrer qu'en donnant à sa colonne vertébrale le degré voulu d'inflexion en arrière sur son sacrum. — Le mécanisme de la lordose consécutive à l'atrophie des muscles de l'abdomen est bien différent. Ici, en effet, le sujet incline en avant le tronc sur la cuisse (on se rappelle qu'il ne pouvait maintenir le tronc verticalement sans tomber en arrière), et porte son bassin en arrière pour maintenir son équilibre pendant qu'il redresse son tronc dans la région lombo-dorsale, où l'on voit se former une ensellure avec courbe. Ce dernier mouvement est combiné avec le précédent dans un but d'équilibre, et afin que le sujet, en se redressant, puisse ramener sa tête dans une direction verticale.

(1) L'observation de ce cas a été relatée *loc. cit.*, p. 455, obs. C.
(2) *Loc. cit.* p. 454, fig. 66.

Fig. 11.

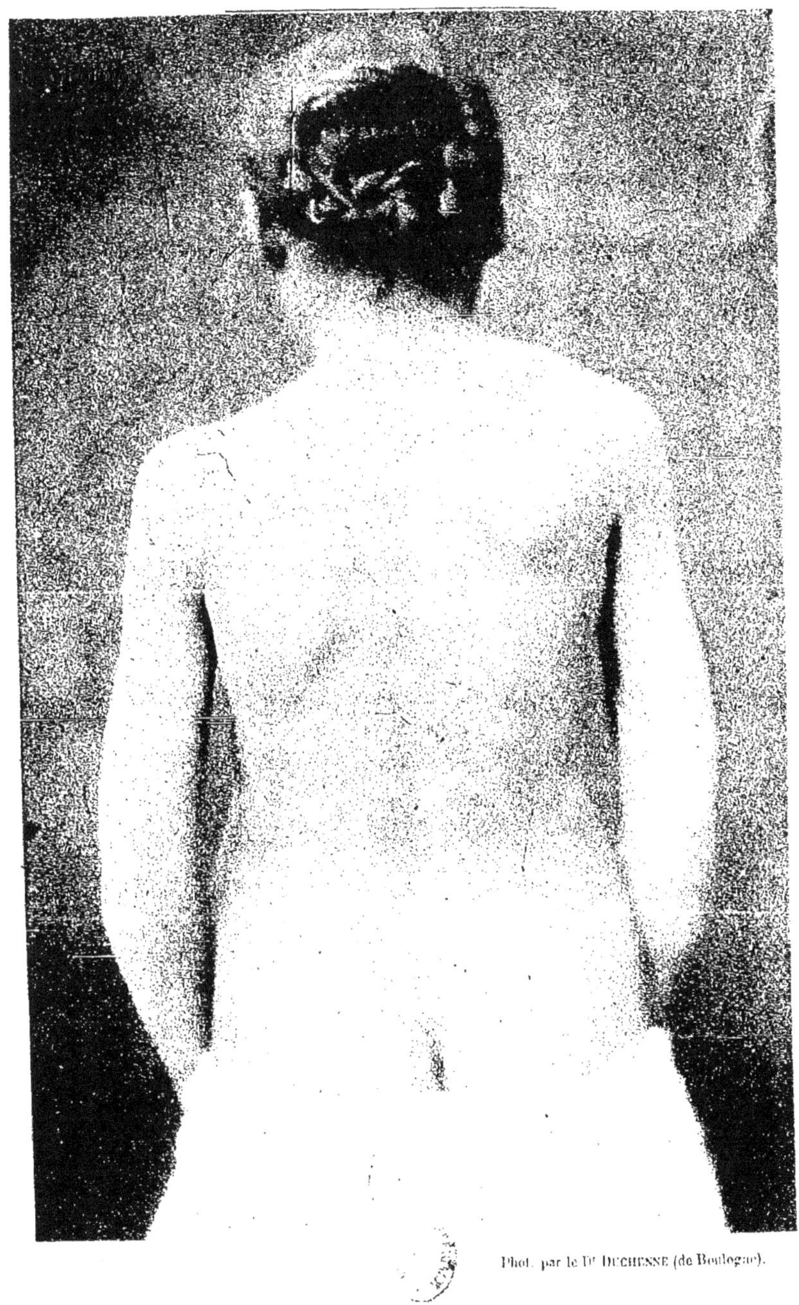

Phot. par le Dr DUCHENNE (de Boulogne).

Publié par J.-B. Baillière et Fils, à Paris.

FIGURE 11.

Cette contracture du rhomboïde est caractérisée par la direction oblique de bas en haut et de dedans en dehors qu'elle imprime au bord spinal du scapulum, et par une bosselure formée par le relief du muscle contracturé, et située au-dessus et en dedans de l'épine de l'omoplate. Ces caractères sont d'autant plus prononcés que la contracture est plus forte. Chez le sujet de la figure 11, dont la contracture est modérée, ils le sont bien moins que chez un autre sujet représenté dans les figures 154 et 155 de mon livre (1), et dont la contracture du rhomboïde est à son maximum. Ces caractères ne sauraient, dans aucun cas, être confondus avec ceux de la paralysie du grand dentelé; d'ailleurs, ils disparaissent pendant l'élévation du bras (voyez la figure 155), tandis que ceux qui sont propres à la paralysie ou à l'atrophie du grand dentelé ne se montrent que pendant l'élévation du bras (voyez les figures 7 et 8).

Lorsque la contracture est limitée au rhomboïde, comme dans la figure 154, le scapulum bascule sur son angle externe, sans en produire l'élévation. Mais on voit, dans la figure 11, que l'épaule droite est plus élevée que celle du côté opposé, parce que la contracture de la portion supérieure du trapèze complique la contracture du rhomboïde.

(1) *Loc. cit.*, fig. 154 et 155, p. 881.

Fig. 12.

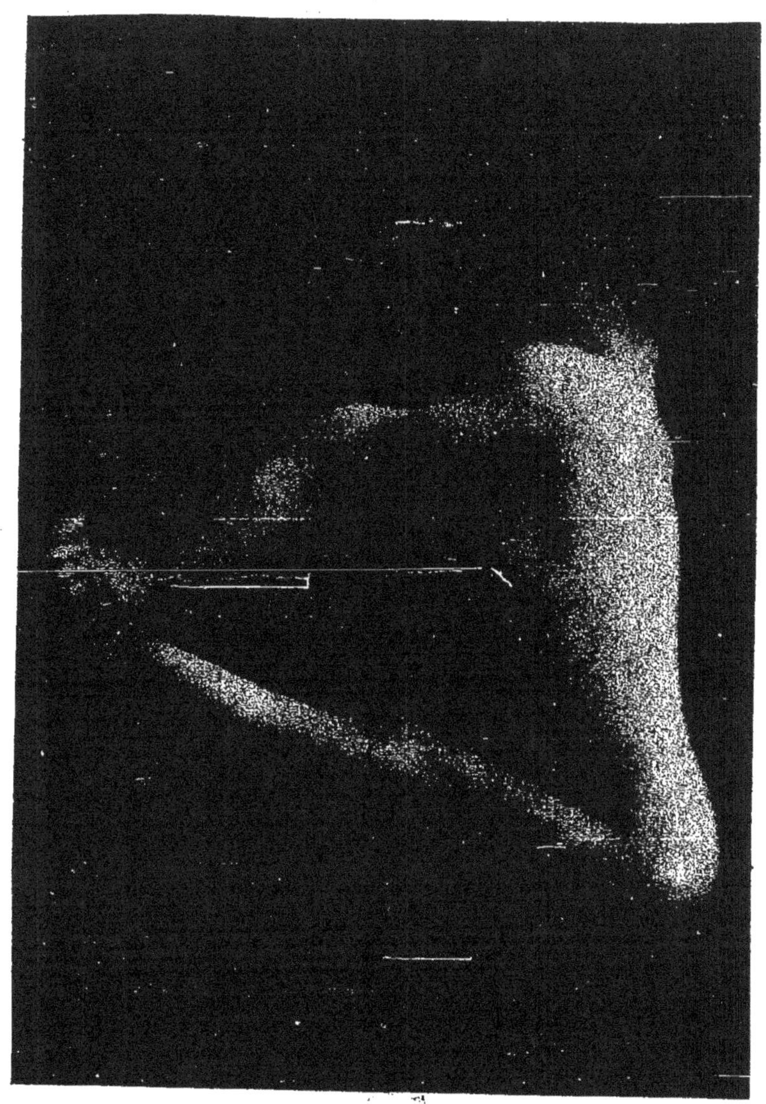

Phot. par le Dr Duchenne (de Boulogne).

Publié par J.-B. Baillière et Fils, à Paris.

FIGURE 12.

Jeune garçon affecté, depuis l'âge de six ans, d'une paralysie atrophique graisseuse qui a détruit les muscles moteurs de ses membres inférieurs (1).

Ne pouvant se tenir dans la station, il s'arc-boute, comme dans la figure 13, et saisissant ses pieds avec ses mains, il peut progresser facilement et assez rapidement. C'est de cette manière qu'il se transporte habituellement d'un lieu à un autre.

Aucun des muscles de ses membres inférieurs, à l'exception de ses tenseurs aponévrotiques qui sont rétractés, ne réagit sous l'influence de l'excitation électrique. A cette période, si avancée de la maladie, c'est un pronostic grave, car il annonce la mort des muscles, leur transformation graisseuse , ainsi que me l'a parfaitement prouvé l'examen microscopique.

(1) Son observation est exposée dans mon livre, page 283, obs. XLI.

Fig. 13.

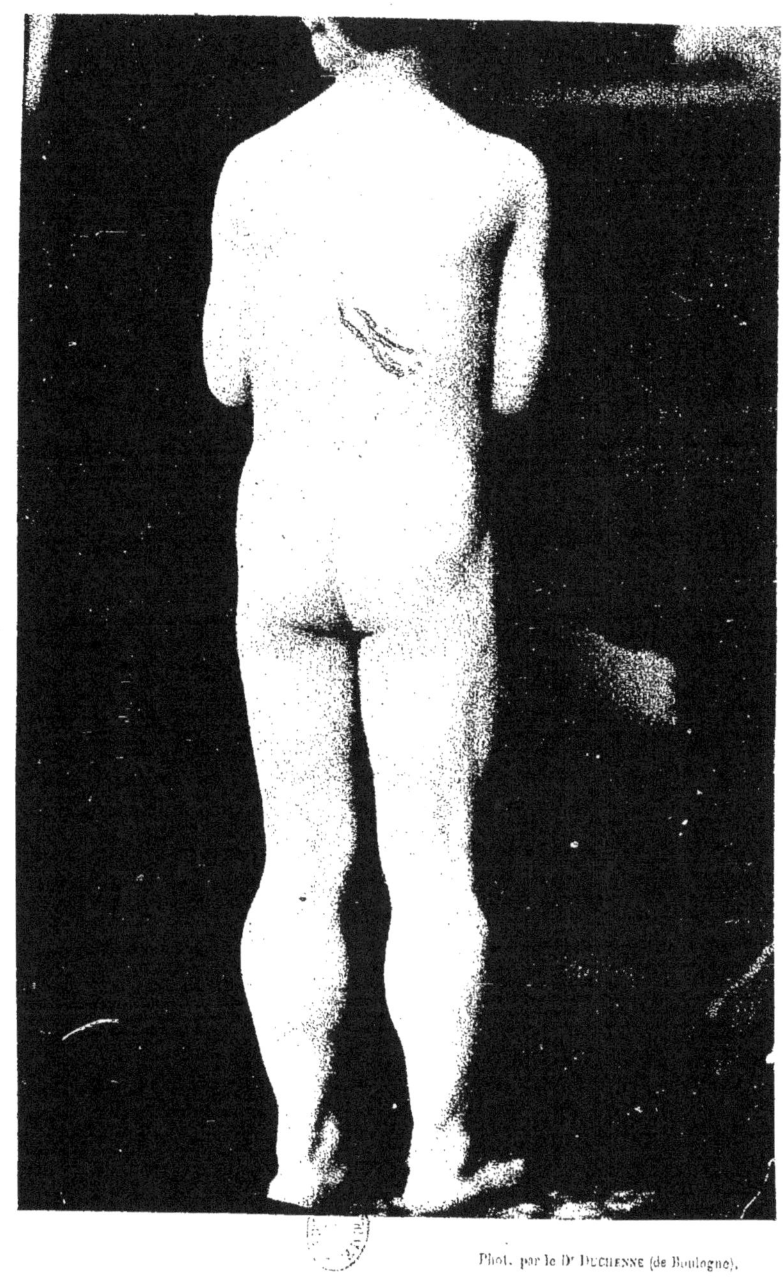

Phot. par le Dr DUCHENNE (de Boulogne).

Publié par J.-B. Baillière et Fils, à Paris.

FIGURE 13.

Ce jeune garçon, âgé de cinq ans, est affecté depuis sa naissance d'une faiblesse extrême des mouvements des extrémités inférieures et de la colonne vertébrale. Pendant les premières années, il ne pouvait ni se tenir debout, ni marcher; on devait le porter. Aujourd'hui même, il reste difficilement dans la station; il fait à peine quelques pas lorsqu'on le soutient; s'il est penché en avant, il tombe sans pouvoir se redresser; s'il est sur le dos, il ne peut se relever.

Malgré cet état paralytique congénital, la nutrition musculaire n'est pas en souffrance; on voit, au contraire, que la musculature est athlétique dans les membres inférieurs paralysés et que les sacro-spinaux sont très développés. Les muscles sont fermes et tellement volumineux, qu'ils semblent faire hernie à travers la peau, sous laquelle le tissu cellulaire est peu abondant. Ce développement des muscles paralysés contraste avec la maigreur des membres supérieurs, qui cependant jouissent de leur motilité. Ne semble-t-il pas que la lésion pathologique qui a causé la paralysie ait aussi produit le développement athlétique des muscles impuissants ?

J'ai essayé d'en donner l'explication (1). La dénomination de *paralysie hypertrophique* me paraît convenir à cette espèce de paralysie cérébrale.

(1) Voyez loc. cit., p. 354.

Fig. 14.

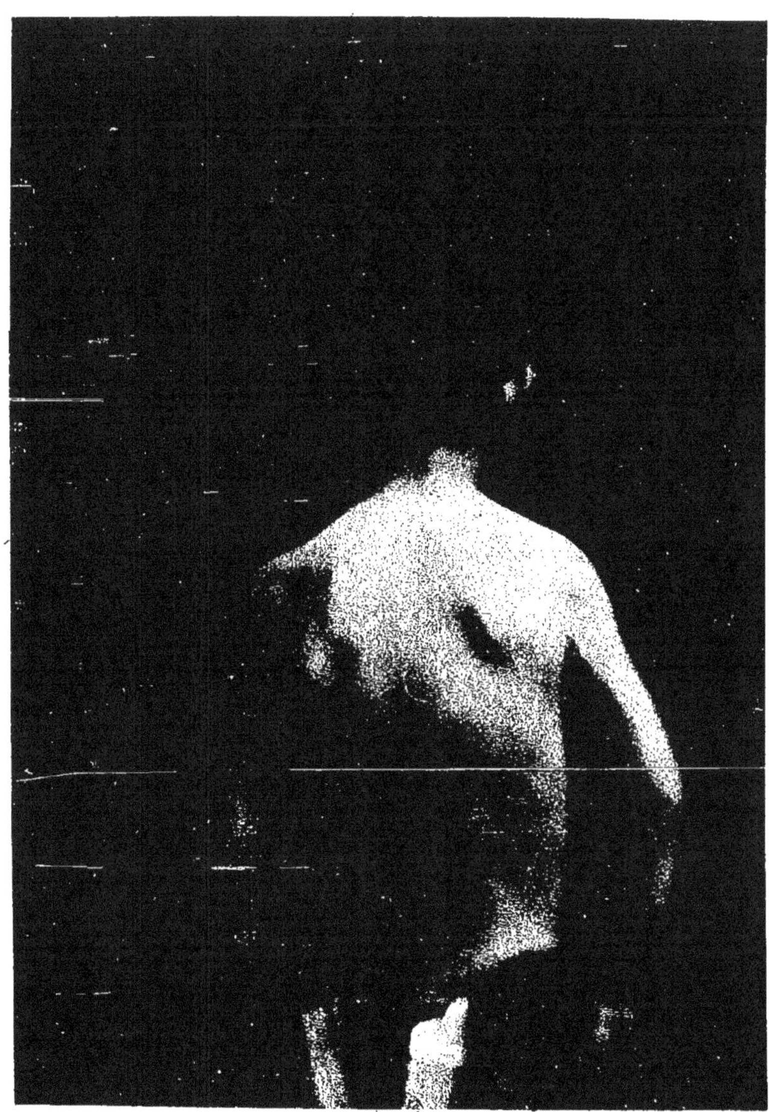

Phot. par le Dr DUCHENNE (de Boulogne).

Publié par J.-B. Baillière et Fils, à Paris.

FIGURE 14.

Luxation postérieure et externe de l'épaule (luxation sous-acromiale), datant de la naissance, chez un garçon de six ans, caractérisée : 1° par un relief situé au-dessous de l'angle postérieur de l'acromion, formé par la tête de l'humérus qui est à cheval sur le bord postérieur de la cavité glénoïde ; 2° par une dépression antérieure sous-acromiale ; 3° par l'écartement en dehors et en avant du coude, qui ne peut être rapproché du tronc ; 4° par la rotation en dedans du bras, que l'on ne peut faire tourner en dehors ; 5° enfin par la demi-flexion de l'avant-bras, qui ne peut être étendu.

J'ai eu l'occasion de recueillir quatre cas analogues à celui qui est représenté dans la figure 14, et qui avaient été produits par les manœuvres employées dans des accouchements laborieux (les enfants avaient dû être extraits par l'aisselle). Cette luxation avait produit, dans les quatre cas, une paralysie plus ou moins complète du membre, pour laquelle les enfants m'avaient été adressés, cette luxation ayant été méconnue. Ces luxations ont été réduites et parfaitement maintenues. Dans un cas, l'enfant n'était âgé que de six mois ; la paralysie a guéri par le fait de la réduction de la luxation. Dans les autres cas, la paralysie a été seulement améliorée par la faradisation, sa durée ayant produit des déformations incurables.

Fig. 15.

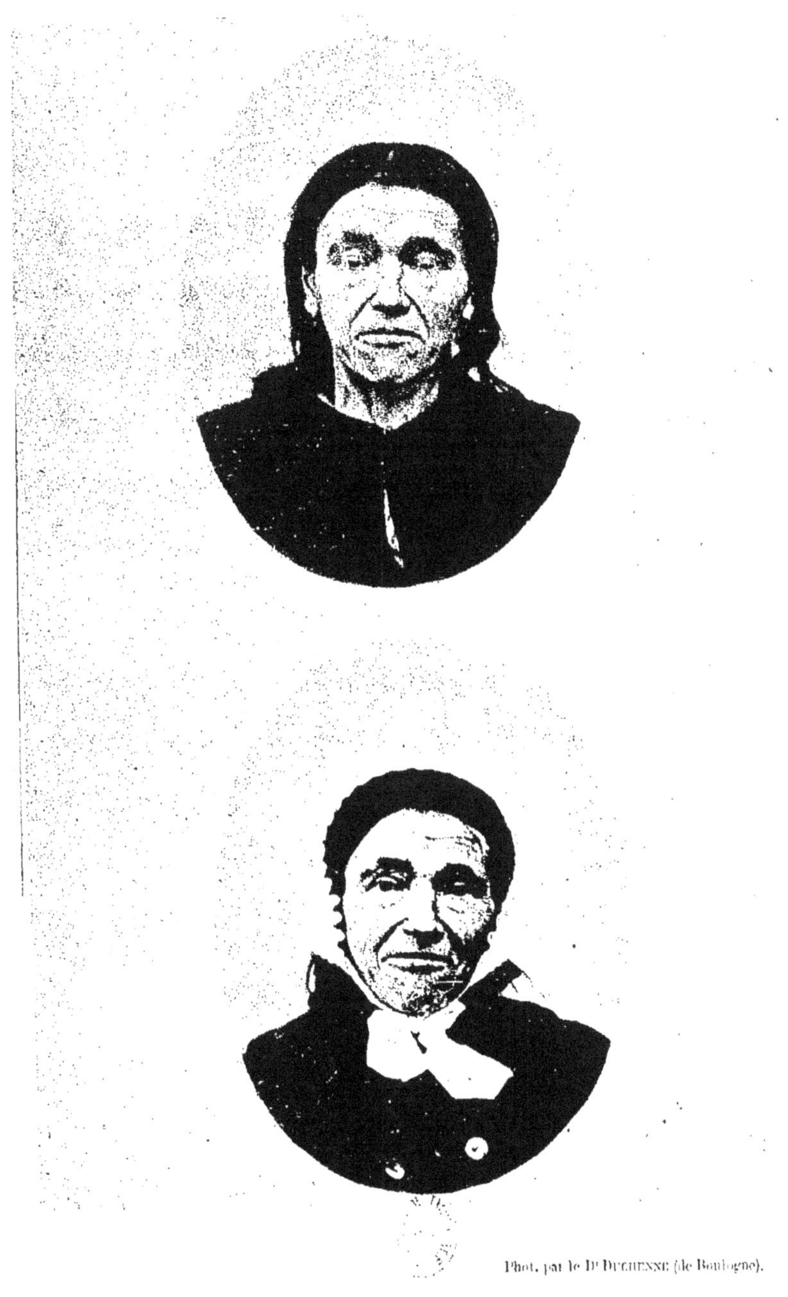

Phot. par le Dr DUCHENNE (de Boulogne).

Publié par J.-B. Baillière et Fils, à Paris.

FIGURE 15.

Portraits représentant la physionomie d'une femme qui a succombé à la maladie que j'ai décrite sous la dénomination de paralysie de la langue, du voile du palais et de l'orbiculaire des lèvres (1).

La paralysie de l'orbiculaire des lèvres, isolée au milieu des autres muscles qui jouissent de leur motilité, donne à la physionomie un cachet particulier : les lèvres sont entraînées par la prédominance tonique des muscles sains; la bouche s'agrandit, surtout transversalement, et le sillon naso-labial se creuse, décrit une courbe à concavité inférieure, et donne ainsi à la physionomie une expression d'attendrissement. C'est ce que l'on observe dans les deux photographies qui représentent notre malade. Dans celle qui est placée supérieurement, elle était sous l'influence de sa pensée habituelle, affligée par la connaissance de sa position désespérée, et l'on voit que son triangulaire tire en bas les commissures des lèvres pour exprimer l'abattement, mais sans entraîner dans la même direction, comme il devrait le faire, la ligne naso-labiale qui est restée arrondie et profondément creusée.

L'autre photographie a été prise dans un moment où j'avais réussi à la distraire de son idée fixe. Alors le triangulaire des lèvres se relâchant, on pouvait voir l'effet de la prédominance musculaire, tonique sur sa physionomie au repos. Lorsque l'on provoquait le rire ou le pleurer, ses lèvres étaient renversées et entraînées démesurément en tous sens, mettaient ses dents complétement à découvert, et laissaient s'écouler au dehors sa salive, qui s'était accumulée dans sa bouche, par le fait de la paralysie du voile du palais, de la langue et de l'orbiculaire des lèvres. Enfin, lorsqu'elle cessait de rire ou de pleurer, sa bouche restait quelque temps ouverte, et elle s'aidait souvent de la main pour ramener ses lèvres sur ses dents.

Tel est l'aspect de la face que j'ai vu plus ou moins prononcé, dans tous les cas de paralysie progressive de la langue, du voile du palais et des lèvres.

(1) Son observation a été rapportée *loc. cit.*, p. 640, obs. CXLVI.

Fig. 46

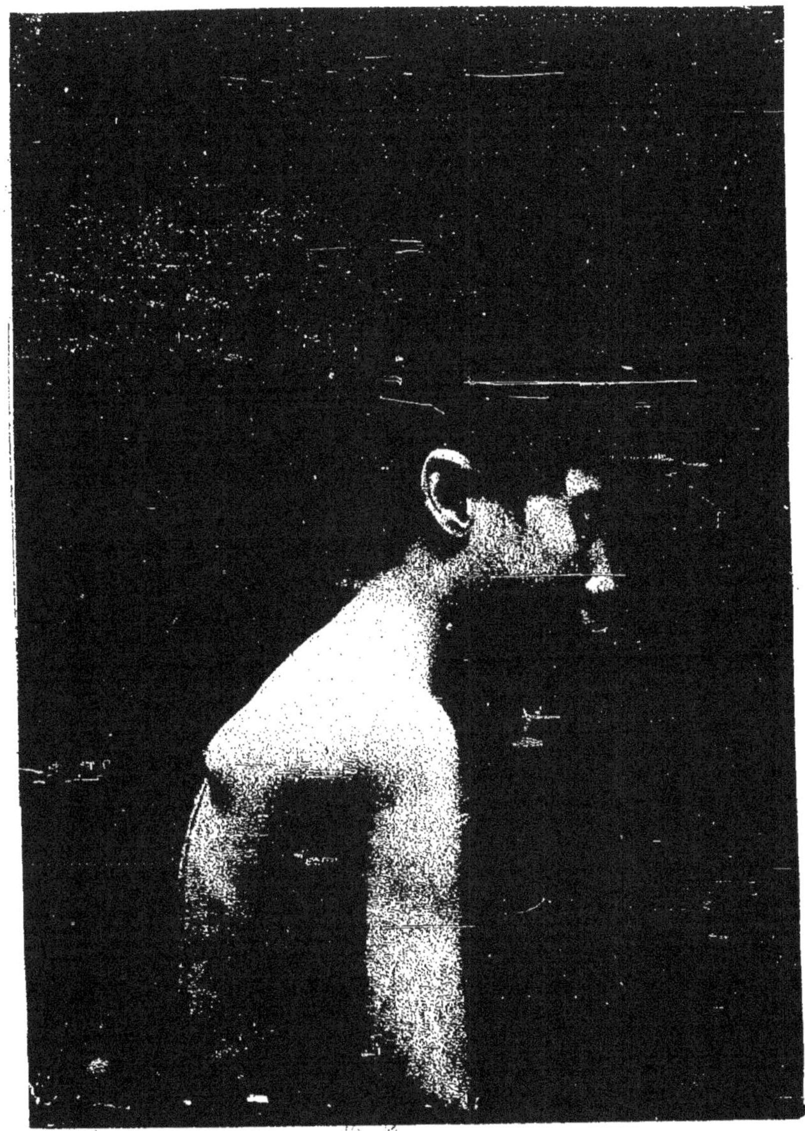

Phot. par le Dr DUCHENNE (de Boulogne).

Publié par J.-B. Baillière et Fils, à Paris

FIGURE 16.

Henri Juliard, âgé de treize ans, né à Houdan (Seine-et-Oise), d'une bonne santé habituelle, n'a jamais eu d'autre maladie que l'atrophie musculaire pour laquelle il m'est adressé. Cette même maladie a atteint trois membres de sa famille, du côté maternel. Elle a débuté à l'âge de dix-neuf ans chez sa grand'mère, âgée de soixante ans; vers l'âge de treize ans chez son oncle maternel, âgé de trente-trois ans; enfin chez sa mère, âgée de trente ans, cette affection est congénitale. Elle a détruit progressivement la plupart des muscles moteurs des membres supérieurs chez les deux premiers; elle est restée stationnaire à la face chez la dernière.

Henri Juliard est né, comme sa mère, avec les lèvres épaisses et tombantes, telles qu'on les voit représentées dans la figure 16. Par l'exploration électrique, j'ai constaté l'absence des muscles orbiculaire des lèvres, zygomatiques, canin, élévateur propre de la lèvre supérieure et élévateur commun de la lèvre supérieure et de l'aile du nez. Les autres muscles sont bien développés et excitables. Il n'a jamais pu froncer les lèvres, ni les serrer assez fortement pour siffler ou souffler. Dès qu'il veut les rapprocher l'une de l'autre, il les tend en agrandissant transversalement sa bouche avec ses buccinateurs et élève sa lèvre inférieure avec les muscles de la houppe du menton, en même temps qu'il abaisse la lèvre supérieure avec une portion de son myrtiforme. Lorsqu'il rit ou qu'il pleure, il exécute les mêmes mouvements, ce qui donne à sa physionomie un aspect étrange. Je ne saurais décrire les troubles particuliers qui en résultent dans la parole et la mastication.

Cette atrophie est restée ainsi limitée à la face jusqu'à l'âge de douze ans. C'est seulement en avril 1861 que Henri Juliard a commencé, sans cause connue, à ressentir un peu d'affaiblissement dans le mouvement d'élévation des membres supérieurs, principalement du côté droit. Alors on a remarqué un amaigrissement assez notable de sa poitrine, et ses omoplates sont devenues un peu saillantes. Cet affaiblissement et la déformation de ses épaules ont progressé si rapidement, que trois mois après, en juillet 1861, l'élévation verticale du bras droit n'était plus possible, que pendant ce mouvement l'omoplate s'écartait du tronc sous la forme d'une aile, et que l'angle inférieur de cet os faisait une saillie considérable. On reconnaît, dans la figure 16, à l'attitude vicieuse de l'omoplate, que la plupart des muscles moteurs de cet os ne fonctionnent plus. Enfin, en octobre 1861, j'ai constaté par l'exploration électrique que cette maladie progressive avait détruit son grand dentelé droit, ses trapèzes, ses pectoraux, et atrophié à des degrés divers quelques autres muscles. En somme, l'observation que je viens de relater fait connaître deux cas d'atrophie musculaire graisseuse progressive, congénitale, et qui ont débuté par la face (les deux seuls que j'aie observés sur plus de cent cinquante cas), et quatre nouveaux cas héréditaires de cette affection et dans la même famille.

Dans tous les cas d'atrophie de la face que j'ai observés, l'aspect des lèvres et des joues était le même. Les figures 4 et 16, la première vue de face, et la seconde de profil, en donnent une idée parfaitement exacte.

La maladie dont est atteint le jeune garçon représenté dans la figure 16 a-t-elle repris sa marche envahissante pour se généraliser, comme chez le jeune sujet de la figure 4? C'est, je le crains, ce dont est menacé ce malheureux enfant.

Paris. — Imprimerie de L. MARTINET, rue Mignon, 2.